P.L. Pellegrino

37 strategie per vincere l'insonnia e vivere felici

bit.ly/miglioralatuavita

Copyright 2016

NOTA

L'autore di questo libro non dispensa consigli medici né prescrive l'uso di alcuna tecnica come forma di trattamento per problemi fisici e medici senza il parere di un medico, direttamente o indirettamente. L'intento dell'autore è semplicemente quello di offrire informazioni di natura generale per aiutarti nella tua ricerca del benessere fisico, emotivo e spirituale. Nel caso in cui dovessi usare le informazioni contenute in questo libro per te stesso, che è un tuo diritto, l'autore non si assume alcuna responsabilità delle tue azioni.

Introduzione

Il libro fornisce i migliori "segreti" che pochi conoscono per **prendere sonno rapidamente e dormire un sonno profondo e ristoratore.**

Scoprirai 37 strategie che ti aiuteranno ad addormentarti rapidamente e a dormire un sonno sereno!

Lo scopo di questo ebook è di raccontare come ho risolto il mio personale dramma, della mia infinita lotta contro le insonnie (e lo stress che ne derivava), il mio rapporto problematico e conflittuale col signor Morfeo e il modo col quale ne sono uscito da solo, senza nessun farmaco…

Ma procediamo con calma: **cos'è esattamente l'insonnia?**

L'insonnia è un disturbo del sonno: non sottovalutarlo o ne pagherai le conseguenze a caro prezzo!

L'insonnia è il disturbo legato al sonno più frequentemente riscontrato.

Non molti lo sanno, ma colpisce, seppur in forma occasionale e non preoccupante, la maggior parte della popolazione del mondo occidentale.

La **mancanza di sonno ha ripercussioni negative**.

Noi tutti meritiamo di dormire tanto e bene.

Non esiste una vita serena senza sonno. L'insonnia va ad agire, negativamente, sulla sfera emotiva, cognitiva e somatica di coloro che ne soffrono.

Meglio non sottovalutare la questione, in quanto **un'insonnia prolungata può risultare addirittura invalidante.**

Pensa che a molte persone è stata tolta la patente di guida per motivi legati al sonno!

<u>Non aspettare ancora: guarisci!</u>
<u>Riprenditi in mano la tua vita!</u>

Allo stato attuale, il miglior trattamento per l'insonnia è probabilmente rappresentato dalla psicoterapia cognitivo-comportamentale, che aiuta a modificare pensieri e comportamenti disadattivi che innescano e mantengono l'incapacità di addormentarsi.

Se non ritieni che il tuo problema legato al sonno sia così grave da dover rivolgersi a uno specialista, prova a leggere questo manuale di self help.

Come avrai capito da questa introduzione, il mio linguaggio è semplice e colloquiale, niente di complicato.

Superare i tuoi propri problemi di sonno avrà ripercussioni sulla tua qualità di vita, quindi...

procediamo!

L'insonnia ha numerose cause. Può essere il risultato di ansia diffusa, di stress prolungato o di un disagio psicologico, ma non sono da escludere anche cause relative all'alimentazione e allo stile di vita.

Per riuscire a prevenire l'insorgere di questo fastidioso disturbo e/o a curarlo definitivamente, possiamo avvalerci di alcuni semplici suggerimenti.

In questo manuale troverai **37 strategie facili** da attuare che renderanno il tuo sonno riposante e profondo.

Discordie con i colleghi?
Litigate con il tuo o la tua partner?
Difficoltà economiche?
Un lavoro che non fa per te e che non ti dà nessuna soddisfazione?

Sono tanti i motivi che ti inchiodano a letto senza prendere sonno...

Si calcola che circa una persona su tre in Occidente soffra di disturbi ricorrenti legati al sonno.

E se alle *pre-occupazioni* (ben diverse dalle "occupazioni"!) aggiungiamo le pessime abitudini di cui la maggior parte di noi è schiava, addio sonno!

"Addio sonno" significa "addio benessere psico-fisico".

Ecco allora che le nostre care SANE ABITUDINI possono ancora salvarci…

Abitudini mattutine e qualità del sonno

Negli ultimi trent'anni continuavo a desiderare invano un mattino fatto di esercizi, meditazioni, colazioni abbondanti… finché ho capito che era più semplice di quanto pensassi!

Volevo essere una di quelle persone di successo di cui ho sempre sentito parlare. Pare che la maggior parte dei ricchi - di quelli che si sono fatti ricchi - si alzi molto presto al mattino con grande gioia e positività.

Io non pensavo che fosse possibile anche per me.

Io non sono una persona che riesce a impormi le cose… sono pigro… non trovo mai la giusta motivazione…

Nel corso degli ultimi anni, ho scoperto che la creazione di una routine produttiva al mattino presto è qualcosa che un sacco di gente desidera, ma pochi effettivamente riescono a fare.

Ti suona familiare?

Quando provi a dire "domani mi alzo presto e faccio un po' di esercizi", **c'è sempre una scusa:**
- sono andato a dormire tardi, meglio se dormo un po' di più
- stamattina non mi sento molto bene, meglio se rimango al calduccio sotto le coperte
- oggi no, mi alzo presto domani

Se stai annuendo con la testa, allora continua a leggere e ti accorgerai che è molto più semplice di quello che sembra.

Se non inizi la giornata in modo corretto, allora stai partendo col piede sbagliato: questo può avere un impatto negativo sul raggiungimento di tutti gli altri tuoi obiettivi.

Ecco cosa dovrai fare al mattino per iniziare la giornata nei migliori dei modi!

No, un libro sulle abitudini da svolgere e interiorizzare al mattino l'ho già scritto.
Qui voglio semplicemente farti capire che **per vivere bene la tua giornata, è indispensabile dormire tanto e bene.**

Ecco perché prima di darti 20 consigli su come prendere sonno, te ne voglio dare altri 17 su "come dormire bene"!

Premessa: quante ore dormire?

Dormi circa 8 ore per notte!

Il sonno è la chiave del successo.

Dormire poco e in maniera sregolata, oltre che toglierti le giuste energie, ha anche dei gravi effetti sulla tua salute: **perdita di memoria, rischio di obesità, rischio di infarto e minor fertilità**

Analizziamo meglio le cause del dormire poco e male, ispirandoci a un articolo di huffingtonpost.

In Italia i dati sulla mancanza di sonno sono allarmanti: sono ben pochi infatti quelli che si concedono le otto ore considerate il giusto riposo e negli ultimi 30 anni in media abbiamo perso due ore di sonno per notte.

Danni a breve termine.
Dopo una notte…

Aumenta _il senso di fame_ e la propensione a mangiare di più, e in generale a optare durante la spesa per scelte meno salutari.

Più possibilità di avere un incidente. Dormire 6 ore o di meno triplica il rischio di incidenti collegati alla mancanza di concentrazione, secondo la National Sleep Foundation's Drowsydriving.org.

L'aspetto fisico ne risente. Un piccolo studio pubblicato l'anno scorso da SLEEP ha rivelato che chi aveva dormito poco veniva giudicato meno attraente e apparentemente più triste. E il problema peggiora nel tempo: la mancanza di sonno è stata collegata anche all'invecchiamento della pelle.

Più possibilità di ammalarsi d'influenza. Un buon sonno è un un must per un sistema immunitario in salute.

Perdita del tessuto cerebrale.

Maggiore emotività: non si è in grado di mettere le esperienze emotive nel giusto contesto e produrre risposte sensate e controllate.

Minore concentrazione e problemi di memoria. Secondo Harvard inoltre, il sonno ha un ruolo nel consolidamento della memoria, diminuirlo può rendere più difficile l'apprendimento e la conservazione di ciò che si è imparato.

Danni a lungo termine.

Dopo un po' di notti "perse"…

I rischi d'infarto aumentano del +400%. Una ricerca presentata alla conferenza SLEEP del 2012 suggerisce che dormire meno di 6 ore a notte può aumentare il rischio d'infarto.

Il rischio di obesità aumenta notevolmente.

Maggior rischio di alcune forme cancerogene.

Maggior rischio di diabete.

Aumento del rischio di malattie legate al cuore. La carenza cronica di sonno è stata associata all'alta pressione sanguigna, all'arteriosclerosi (o all'artrite causata dal colesterolo), agli arresti cardiaci e agli infarti, secondo Harvard Health Publications . Secondo uno studio del 2011 della Warwick

Medical School ha trovato un nesso fra il poco sonno, i rischi d'infarti, disturbi cardiovascolari ed ictus.

Calo della concentrazione di spermatozoi per gli uomini (spermiogramma). Oltre al fatto che dormire poco in generale non è positivo per l'attività sessuale, saltare le ore di sonno può peggiorare la fertilità.

Aumento del rischio di mortalità.

Leggi l'articolo originale qui: http://www.huffingtonpost.it/2014/01/13/dormire-poco-effetti-mancanza-sonno-salute_n_4587851.html

Ho voluto approfondire la questione, perché uno dei miei motti è "la conoscenza è libertà". Senza conoscenza non abbiamo la possibilità di capire e quindi di agire.

Tuttavia, è importante ricordare che anche dormire troppo può causare problemi, oltre che calarti in uno stato letargico per tutta la giornata.

Dobbiamo inoltre ricercare, oltre alla quantità, anche una migliore qualità del sonno.

È necessario disporre di un ambiente libero da distrazioni. Ciò significa che non ci dovrebbero essere luci inutili, come le luci della TV, luci lampeggianti, o qualsiasi altra cosa.

Inoltre cerca di trovare un materasso che non ti provochi dolore alla schiena, a costo di dormire per terra.

In definitiva: dedica al tuo sonno 8 ore (i.e. vai a dormire a un'ora ragionevole, anziché stare sul divano davanti alla TV!) e tutte le altre abitudini saranno più facili da mettere in atto.

"OK... tutte belle parole..." starai pensando, caro lettore, "ma... come risolvere davvero il problema?"

Come risolvere il problema?

Come superare stress e ansie per assicurarsi un sonno ristoratore che ci renda attivi e brillanti il giorno seguente?
Come tornare a essere produttivi come 10 anni fa?

Lo scopo principale di questo libro è di farti dormire di più e meglio di notte per essere più sveglio e rilassato di giorno.

Ti capita di non riuscire a prendere sonno?
Ti capita di svegliarti nel cuore della notte e non prendere più sonno?
Ti capita di aprire gli occhi ore prima che la sveglia suoni?

L'insonnia è uno dei disturbi più diffusi a livello mondiale, soprattutto nel mondo industrializzato.

Chi è insonne si sente spesso costretto a ricorrere a

medicinali che risolvono il problema a breve termine, ma rovinano l'esistenza nel lungo termine.

Ne vale la pena?
Nella maggior parte dei casi, direi proprio di no!

Questo libro è rivolto a chiunque soffra di insonnia e voglia ricevere istruzioni e "dritte" in maniera sintetica e funzionale per addormentarsi e dormire bene!

Ma...

Ma quali ne sono le cause di un disturbo del sonno?
Ma come può essere alleviato e risolto il problema dell'insonnia?

Ho trovato una frase molto significativa in un libro che ho letto sull'argomento: "la tua insonnia sta cercando di dirti qualcosa: impara ad ascoltarla!"
Non sai quante notti ho passato a ignorarla, anziché ascoltarla. Poi finalmente ho capito come "trattarla" e come sconfiggerla alla radice!

Si può tornare a dormire come bambini stanchi e felici per svegliarsi riposati e pieni di energie? Assolutamente sì!

Immagino che anche tu sia pieni dei soliti dubbi...
Dormire poco (5-6 ore) o dormire molto (più di 9 ore)?
Pennichella sì o pennichella no?
Cosa fare se non si riesce a prendere sonno?
A che ora andare a dormire?
A che ora è meglio svegliarsi?

Leggendo questo ebook ti accorgerai che certe domande, non dovrebbero neanche porsi...

Ci sono aspetti molto più importanti. Ad esempio una corretta alimentazione, l'eventuale assunzione di particolari tisane, la riorganizzazione della giornata in base ai nostri bio-ritmi... dobbiamo ritrovare un equilibrio tra mente e corpo, una sintonia all'interno di noi stessi.

Sei milioni di italiani non dormono o faticano a dormire.

Non sei l'unico.

Adesso dedica un po' di tempo a te stesso e alla tua salute: leggi questo ebook.

Stai per scoprire una strategia collaudata su come combattere l'insonnia e sconfiggere una volta per tutte i disturbi legati al sonno.

Come funziona?

È più semplice di quanto pensi: si tratta di **interiorizzare delle abitudini specifiche.**

Non invidierai più quelli che dormono appena si mettono a letto!

Non ti ritroverai più immobile nel letto con la luce spenta e gli occhi aperti cercando un modo per addormentarti!

Non sarai più stressato dai pensieri mentre attendi invano di addormentarti!

Applicando queste 37 semplici accortezze, troverai la serenità che cerchi.

Non ti sveglierai più la mattina più stanco di quando eri andato a dormire la sera prima: basta sonnolenze e abbiocchi durante tutta la giornata.

D'ora in poi ti sentirai riposato al mattino e per il resto della giornata.

I consigli e i rimedi naturali per prevenire, curare e sconfiggere l'insonnia?
Li trovi in questo breve ebook!
Non amo perdere tempo (tanto meno farlo perdere a te!), quindi andrò dritto al sodo: questo libro può essere letto in poco più di un'ora e messo in pratica in meno di un mese.

<u>Diamoci da fare!</u>

Abitudini per prendere sonno e dormire bene

Per poter affrontare al meglio le tue giornate e tutti i diversi impegni che vanno ad arricchirle, è necessario essere carichi e pieni di energia.

Uno dei segreti per avere la giusta forza è rappresentato dal **sonno**: dormire le ore giuste e avere un sonno di qualità permette di ridurre gran parte dei malesseri che quotidianamente ti affliggono e ritrovare l'energia adeguata.

Nel corso degli anni, sono stati svolti studi di ogni genere sul sonno e, per poter rimediare alle problematiche legate ad esso, sono state usate tecniche non sempre condivisibili.

Tra i "rimedi" usati si annoverano anche le droghe, che se in qualche caso potevano conciliare il sonno, in altri determinavano non trascurabili effetti collaterali. Più diffuse invece sono state le metodologie di tipo psicologico, capaci di condizionare i meccanismi cognitivi e stimolare il cervello ad "addormentarsi".

Il fatto che questa materia sia stato spesso oggetto di attenzione, anche di importanti psichiatri, ti fa capire che i disturbi del sonno sono sempre esistiti e non sono certo figli della società contemporanea, anche se essa ha contribuito ad intensificarli e a diffonderli.

Ormai è cosa risaputa che le giornate di ognuno di noi siano frenetiche e ricche di fonti di stress; il lavoro, i problemi in famiglia e ansie di ogni genere possono influenzare negativamente la qualità della tua vita e mettere a repentaglio il tuo equilibrio psico-fisico.

Un modo per poter affrontare la tua giornata, senza rinunciare al tuo benessere, è dato dalla possibilità di migliorare la qualità del tuo sonno attraverso semplici accorgimenti.

"Investire" sul proprio sonno è il modo giusto per ridurre la stanchezza e l'irritabilità; inoltre, **addormentarsi**

velocemente e dormire bene determina anche il buon funzionamento del tuo sistema immunitario, rendendoti più forte verso infezioni varie.

Dormire poco causa l'innalzamento delle proteine infiammatorie nel tuo sangue, esponendoti maggiormente a problemi, come artrite e infarti.

In tal senso, sono numerosi gli studi scientifici e le ricerche che sono state effettuate sul sonno e sulla sua capacità di migliorare la tua vita.

Infatti è dimostrato come **dormire sufficientemente e bene** rafforza il tuo sistema nervoso centrale, determinando un notevole miglioramento della memoria (aspetto fondamentale per coloro che studiano oppure svolgono un'attività lavorativa di tipo intellettuale).

Durante il sonno, infatti, il cervello rielabora tutti gli stimoli che sono stati appresi durante il giorno e questo processo di conseguenza va a rafforzare la memoria a lungo termine. Ma non è tutto.

Nel corso della notte, quando ti trovi nella fase del sonno più profondo, avviene la stimolazione del c.d. <u>ormone della crescita</u>, il quale incide positivamente nel processo di eliminazione delle scorie tossiche.

Al di là di queste valutazioni importanti e che è utile sapere, la funzione principale di una bella dormita è rappresentata soprattutto dal rigenerare il proprio corpo e dare sollievo alla propria mente, scaricando le ansie accumulate durante il giorno.

Il sonno deve essere profondo e ristoratore.

Se dopo aver dormito ti senti più stanco e malandato rispetto a prima, allora c'è qualche problema.

Uno studio pubblicato da Sleep Medicine ha evidenziato che dormire bene permette di allungare la vita, migliorandone sensibilmente anche la qualità.

Di contro, risultano essere molto diffuse le problematiche

relative al sonno e molto spesso sono dovute a cause temporanee e passeggere, per cui reversibili.

Diversamente, se alla base del tuo dormire male dovessero esserci delle patologie è necessario che tu ti affida ad uno specialista che meglio saprà risolvere i tuoi *disturbi del sonno*.

Da tener presente è che a volte, la mancanza di sonno o un'alterazione della qualità dello stesso può essere determinata anche dall'uso di alcuni farmaci, che possono provocare insonnia o, al contrario, eccessiva sonnolenza.

Sebbene l'insonnia sporadica e reversibile non celi particolari problematiche di carattere medico, la mancanza di sonno oppure avere un sonno disturbato e non ottimale può contribuire ad andare incontro a serie conseguenze.

In particolare, dormire poco va ad alterare significativamente il tuo metabolismo, rendendolo più lento e portandoti ad essere maggiormente a rischio di obesità e diabete. Anche l'ipertensione può trovare la propria origine in un sonno leggero e breve, in quanto esso determina la maggiore secrezione dell'ormone responsabile dei diversi problemi cardiovascolari, il *cortisolo*. In più, dato che la qualità del sonno va ad incidere in modo considerevole sugli stati d'animo e sull'umore, i disturbi dello stesso possono provocare problemi tipici degli stati ansiosi edepressivi.

Al riguardo, la **Columbia University di New York ha svolto delle ricerche** sui propri studenti circa appunto la correlazione tra la mancanza di sonno e l'incidenza della depressione.

I risultati hanno confermato questo nesso, evidenziando come i ragazzi che dormivano per meno di 5 ore a notte avevano un'esposizione maggiore del 70% agli stati depressivi. Questo deve indurti sicuramente a **riflettere**.

Da come puoi notare, dormire poco e male ti comporta diverse e notevoli conseguenze fisiche, ma da tener conto sono anche le ugualmente importati conseguenze psichiche e mentali provocate da questo problema. Non a caso, coloro che faticano ad addormentarsi e che hanno una qualità del sonno piuttosto bassa, vanno incontro a <u>disturbi dell'umore</u>, ad una <u>memoria poco efficiente</u> e a <u>indebolite capacità intellettive</u>. Il lavoro e le numerose prestazioni a questo punto non possono che risentirne.

Come definiresti una vita di questo genere?

Di certo non come una vita sana ed equilibrata.

Per le **donne**, dormire rappresenta anche un ideale alleato per il loro <u>equilibrio ormonale</u>.
Le donne che dormono poco e male sono più soggette ad andare incontro a *sindromi premestruali dolorose*, a *mestruazioni irregolari, ipertiroidismo* e *ovulazione alterata*.

I benefici del sonno non finiscono certo qui, perché ne risulta essere avvantaggiata anche la tua forma fisica.

Hai mai sentito parlare di <u>fame nervosa</u>?

Ecco, non dormire abbastanza e avere un sonno poco rigenerante determina durante la giornata una maggiore sensazione di fame, portandoti inevitabilmente a superare i famosi 5 pasti al giorno consigliati, ideali per avere una corretta alimentazione.

Inoltre, durante il sonno avviene un processo di smaltimento degli acidi grassi e delle tossine, contribuendo ad accelerare il metabolismo e *mantenersi in forma in modo più semplice*.

Un altro aspetto del sonno da prendere in considerazione è la sua **durata**.

Ovviamente, ognuno di noi è un individuo a sé stante, con le proprie esigenze e le proprie abitudini, però si può definire a grandi linee quelle che sono le ore che orientativamente risultano essere ottimali per dormire bene.

Le *ore di sonno* necessario variano a seconda dell'età dell'individuo:

- i neonati hanno bisogno in genere di 15 – 16 ore di sonno;
- i bambini intorno ai 10 anni necessitano di 10 ore di sonno;
- per gli adulti, le ore ottimali di sonno sono pari a 7 – 8;
- per gli anziani invece bastano 6 – 7 ore di sonno.

Si sente dire spesso che **l'uomo passa circa un terzo della sua vita dormendo** e un terzo costituisce una parte certamente non breve dell'esistenza di ciascuno di noi, ragion per cui occorre che tu prenda qualche piccolo accorgimento per far sì che quel terzo della tua vita possa essere generatore di effetti positivi anche per la restante parte di essa.

Basta chiacchiere!
Adesso iniziamo davvero a migliorare la nostra vita!

17 modi intelligenti ed efficaci per addormentarsi subito e, soprattutto, dormire come un ghiro!

Per dormire bene (e prendere sonno in fretta!) dovremo curare innanzitutto il "luogo" in cui dormiamo.

#1 TEMPERATURA

Personalmente in camera da letto imposto una temperatura di circa 15 gradi.

Vari studi affermano che è proprio la bassa temperatura a segnalare al nostro corpo che è in uno stato di sonno.

Non servono tanti studi, è risaputo: si dorme meglio in una stanza fresca.

Come è ovvio, dovremo usare delle coperte molto pesanti, ad esempio un piumone.

Proprio la combinazione tra temperatura rigida e coperte pesanti, ti farà sentire "al calduccio" e favorirà un sonno benefico e profondo.

#2 DIFFUSORE

È noto che alcune essenze profumate favoriscano il rilassamento, ovvero abbassino la pressione e la frequenza cardiaca.

Tra queste consiglio di usare oli essenziali naturali (non robaccia chimica!) di **geranio o lavanda**.

Investire in un diffusore di olio essenziale è una cosa saggia e sarà un investimento duraturo per il tuo benessere psicofisico.

Quando ti prepari per dormire metti un paio di gocce di olio essenziale nel diffusore e avrai fatto un bel gesto verso te stesso e chi dorme per te.

#3 ILLUMINAZIONE

Forse te ne sarai già accorto, ma quando - la sera - accendi le luci delle camera da letto spesso queste ti accecano. La camera da letto serve innanzitutto per dormire, che senso ha avere una lampadina come quella che usi in soggiorno o in cucina?

Pochi lo fanno, ma è fondamentale sostitire la lampadina della camera con una lamapadina ad hoc, cioè dotata di **luce "morbida" e non troppo luminosa** in modo da mandare al tuo corpo un segnale di rilassamento, non di eccitazione.

Alcuni consigliano di usare delle candele, ma - per quanto affascinante

- mi sembra un'idea un po' pericolosa...

È sufficiente invece usare lampadine con pochi watt che conciglino il sonno.

Sembra superfluo specificarlo, ma **in camera deve essere buio: zero LED, zero spie, zero luci.**
Io ad esempio ho spostato una "ciabatta" con una lucetta arancione in un cassetto...

CONSIDERAZIONI SUL SONNO...

Che tu ci creda o no, non tutti hanno bisogno di otto ore tanto prescritti di sonno tutti parlano. In realtà, le esigenze di sonno vanno da sei ore fino a dieci ore per notte.

Ad esempio è uscita una ricerca sulle abitudini di alcune tribù antiche e il risultato, in sintesi, è il seguente:

- la media oraria di sonno per notte era di poco superiore alle 6 ore;

- non esisteva l'insonnia (nemmeno la parola!) e non ci si svegliava mai durante la notte;

- si dormiva a temperature molto rigide;

- si andava a dormire circa 3 ore

dopo il tramonto per svegliarsi poco prima dell'alba;

- non si facevano mai pennichelle durante il giorno.

Trovi l'articolo del corriere cliccando qui.

Detto questo, il mio consiglio rimane sempre quello di dormire 8 ore a notte e svegliarsi sempre alla stessa ora.

Ma se uno volesse capire quante ore di sonno sono più adatte a se stesso, c'è un modo per scoprirlo...

Prendiamoci una settimana di tempo senza impegni a ore "strane" o turni di lavoro massacranti in modo da poter andare a letto ogni volta che ci si sente stanchi e, allo stesso modo, svegliarsi in maniera naturale, senza sveglie.

Trascriviamo ogni volta il numero di ore di sonno e prendiamo nota di come ci sentiamo il giorno dopo. Questo per l'intera settimana. Evitiamo di fare pennichelle durante il giorno.

Può darsi che la prima notte e il successivo giorno siano condizionati dalla settimana precedente, ma senza dubbio verso la fine della nostra settimana "sabbatica", avremo trovato il nostro ritmo di sonno naturale. **Adesso sappiamo di quanto sonno abbiamo bisogno per essere in forma.**

Tutti o quasi i suggerimenti che seguono dovranno essere effettuati nell'ora che precede il sonno. Se vai a dormire alle 23, preparati alle 22. Se vai a dormire alle 22 preparati alle 21 e così via.

Come ho già detto, e non mi stanco di ripetere, considera quest'oretta di "approccio al sonno" come un vero e proprio impegno previsto dalla tua agenda. Altrimenti c'è il rischio che tu non metta in atto questi ottimi consigli per prendere sonno.

#4 ELETTRONICA

Lascia perdere il tablet, la TV, lo smartphone, i videogames… deve rimanere solo un ebook reader o un libro.

Gli apparecchi elettronici ci stimolano visivamente creando un "rumore di fondo" nella nostra testa che ci allontana dal prendere sonno.

Leggi un libro (evita le riviste piene di pubblicità!) o scrivi sul diario, oppure spegni la luce e dormi. ;-)

#5 ALCOOL

Molti sono convinti che dormire un bicchiere di vino possa aiutare a prendere sonno e dormire bene.

A parte che prendere l'abitudine di bere tutte le sere per addormentarsi, è chiaramente una pessima abitudine… Forse l'alcool aiuta anche a prendere sonno, ma spesso porta a un sonno di scarsa qualità.

Evita di bere prima di addormentarti, non vivi in un film americano. ^__^

#6 CAFFEINA E TEINA

Evita, come già saprai, di bere caffè, tè (sia verde che nero) e cioccolata nelle ore che precedono il sonno.

Può darsi che tu tolleri bene la caffeina, ma "mettere il culo nelle pedate"… ^__^

#7 TISANA

Anziché ubriacarti di whisky e caffè, considera l'ipotesi di bere una calda e rilassante tisana.

Valeriana o camomilla sono le più consigliate. Allo stesso modo, dicunt, dovrebbe aiutare anche il latte caldo, intolleranze permettendo. :-)

#8 IN CAMERA SI DORME

La camera da letto ha una funzione precisa: serve per dormire.

Spesso si tende a portare la TV in camera oppure a giocare con i propri figli in camera o navigare in internet in camera… questo non aiuta a dormire bene. *Ci deve essere una "distanza psicologica" tra il luogo in cui di dorme e il resto della casa.*

Se hai problemi a prendere sonno, può darsi siano legati allo stress derivante da quello che fai durante il giorno. Per questo c'è la necessità di separare la camera da letto da tutto il resto: lascia fuori tutto.

#9 PAUSA DA ESERCIZI FISICI

Gli esercizi fisici stimolano il corpo. Di conseguenza non andrebbero effettuati nelle **2 o 3 ore precedenti al sonno**.

Tenderei a escludere lo "yoga con rilassamento finale" e attività affini, in quanto posso affermare che nonostante finisca di praticarlo alle 22:33, alle 23:30 mi sono già addormentato e in genere dormo molto bene.

Se si è soliti andare a dormire presto (ottima abitudine!) e, allo stesso tempo, praticare attività fisiche serali pre-sonno, l'ideale sarebbe far seguire all'attività un bel **bagno caldo**.

Ad esempio:

17:00 Spuntino abbondante

18:30 Attività fisica

19:30 Bagno caldo

20:00 Spuntino

21:00 Sonno

In questa sequenza ci sono più imperfezioni: mangiare prima dell'attività fisica, attività fisica prima di dormire, spuntino prima di andare a dormire.

La verità è che nella vita reale dobbiamo scendere a compromessi. Non sempre possiamo raggiungere l'ideale previsto dalla teoria.

#10 ELIMINARE PENSIERI STRESSANTI

Prova a eliminare tutti i pensieri ansiosi… *come*?

La maggior parte di noi accumula stress quotidianamente. Potrebbe trattarsi di stress positivo (hai vinto una scomessa, ti sei innamorato, hai finito un grande progetto sul lavoro, hai capito cosa vuoi fare della tua vita…) o potrebbe trattarsi di uno stress negativo (hai litigato con un collega, hai fatto un casino al lavoro, hai mentito al tuo partner, hai dimenticato di passare a prendere tuo figlio a scuola…).

Forse sei pre-occupato per problemi non ancora reali, ma

potenziali: cosa succede se tua suocera perde il treno domani mattina, cosa succede se il tuo capo non si accorge che sei in gamba, cosa devi regalare a tua moglie o a tuo marito per fare pace…)

In ogni caso, la maggior parte di noi vive in maniera rapida e stressante, e a letto ripensa a tutto quello che "è stato".

Abbiamo quindi bisogno di un modo per svuotare la mente dai pensieri.

Questo non lo si può fare 5 minuti prima di addormentarsi, sarebbe troppo tardi. Dobbiamo agire almeno un'ora prima di andare a dormire o comunque di prendere sonno.

Per svuotare la testa da pensieri e preoccupazioni assillanti non ci sono solo yoga e **meditazione**, ma attività più consone al nostro stile di vita "occidentale":

#1 Scrivere un diario

#2 Telefonare a un amico o scrivergli una lunga mail

#3 Fare un elenco scritto delle tue preoccupazioni e inserirle in un vecchio libro che non leggerai per i prossimi cinque anni

#4 Fare una "to do list" per il giorno seguente, evitando così di pensare alle tue giornate

#5 Suonare uno strumento e/o cantare (niente di troppo agitato… meglio canzoni lente e rilassanti)

#11 PREPARARSI A DORMIRE SVAGANDO LA MENTE

Alcuni scienziati hanno capito che compiere **attività ripetitive che non richiedono un grosso sforzo mentale**, calmano il sistema nervoso.

Dipingere è un'attività perfetta per avvicinarsi al momento in cui si va a dormire. Fare un po' di pulizie, fare a maglia, fare un po' di editing alle proprie bozze cartacee, lavorare la ceramica o il legno, scrivere sul diario, leggere una favola ai propri figli…

In poche parole, trattasi di un'attività in grado di svagare la tua mente e distrarla dai pensieri ricorrenti della giornata appena trascorsa. Fai qualcosa di creativo e rilassante, accompagnadoti con della musica classica o ambient.

#12 MUSICA RILASSANTE

La musica rilassante aiuta, udite udite, a rilassarsi!

Gli scienziati ritengono che questo sia dovuto ai continui suoni che abbiamo sentito mentre stavamo nel grembo materno.

Personalmente adoro il rumore della pioggia.

Ti consiglio di ascoltare un video su Youtube che riproduce il suono delle onde, il vento, la pioggia o musica rilassante composto ed eseguita ad hoc.

#13 IL LUSSO DI UN BAGNO CALDO

Come ho già accennato prima, un bagno caldo e una camera fredda aiutano a prendere sonno.

Se poi il tuo partner si presta a un massaggio, a fare dello stretching o, perché no, a fare l'amore... vedrai che entro una mezzora ti sarai addormentato!

Tutte queste attività coinvolgono i sensi e promuovuono un genuino rilassamento muscolare.

#14 COCCOLE

Non ridere! :)

Le coccole non funzionano solo coi bambini. Anche noi adulti ne abbiamo bisogno.

5 minuti di coccole ti aiuteranno ad addormentarti: provare per credere!

Non ci credi?

È scientifico: le coccole contribuiscono ad abbassare la pressione sanguigna e a rallentare i battiti del cuore.

#15 RESPIRAZIONE

Un metodo che pare funzioni per molti si basa sulla **respirazione**.

Mettiamoci seduti sul letto (o direttamente sdraiati) e ripetiamo 3 volte il seguente esercizio:

1) Inspiriamo con la lingua appoggiata sugli incisivi (4 tempi)

2) Tratteniamo il respiro (7 tempi)

3) Espiriamo (8 tempi)

Per "tempi" intendo un'unità di misura temporale compresa tra il mezzo secondo e il secondo, a seconda della vostra capacità respiratoria.

Questo semplice esercizio è

specifico per concigliare il sonno.

#16 MEDITAZIONE

Non serve sapere niente di speciale per fare una breve meditazione.

Ad esempio possiamo chiudere gli occhi e ascoltare in nostro respiro per cinque minuti circa.

Oppure possiamo ripetere un mantra come il classico "OM" oppure una frase che troviamo significativa.

Se ti addormenti durante la meditazione, tanto meglio. Altrimenti ti rilasserà e svuoterà la testa dai pensieri accumulati durante la giornata.

#17 INTEGRATORE

Se hai davvero provato di tutto e non sei riuscito ad addormentarti, sappi che esistono degli integratori con valeriana e melatonina.

La seconda in particolare ha davvero un effetto miracoloso.

Ma non può e non deve diventare un'abitudine.

Prendila solo se hai provato tutto ciò che ti ho proposto senza successo, ma non abusarne.

Sono convinto che non sia la soluzione duratura per i tuoi "guai".

Ora che hai letto *17 nuove strategie* per un sonno ristoratore, hai probabilmente ritrovato la speranza di poter tornare a dormire come facevi da ragazzo.

Bene!

Ma la speranza non basta...

Torniamo nel vivo della "pratica" e scopriamo assieme **altri 20 metodi per conciliare il tuo sonno** e far sì che l' addormentarsi divenga un gesto naturale e, soprattutto, rapido!

Proseguiamo...

Iniziamo?

In seguito, ti saranno proposti diversi consigli da seguire per addormentarti in poco tempo (senza dover procedere alla conta di pecore o altri animali) e per avere un sonno di buona qualità.

1. Esercizio fisico e movimento.

Noti sono gli effetti positivi dell'esercizio fisico e del mantenersi in movimento e non ne è esente nemmeno il tuo riposo.

Difatti, sussiste spesso la correlazione tra sedentarietà e *disturbi del sonno*.

Questo perché l'esercizio fisico ti permette di scaricare lo stress accumulato e, se ciò non avviene, le preoccupazioni e le tensioni ti seguiranno anche in camera da letto, impedendoti di prendere sonno in poco tempo.

Movimento indica anche dedicarsi pochi minuti al giorno da trascorrere all'aria aperta e ossigenare il cervello.

Tenersi in movimento se da un lato ti stanca e ti aiuta, dall'altro può però essere controproducente; è consigliabile evitare di andare in palestra nelle 3 ore prima di andare a dormire, in quanto l'alto livello di adrenalina dovuto agli esercizi fisici tutto fa tranne che conciliarti il sonno. Per cui, attenzione!

2. Stress e sostanze stimolanti.

Una vita frenetica inevitabilmente ti causa stress e preoccupazioni; uno stato di agitazione non può far altro che peggiorare il tuo riposo.

Impara a gestire in modo corretto gli imprevisti e le tensioni quotidiane, dai a te stesso la possibilità di affrontare le situazioni negative in modo equilibrato e non esagerato, evitando di andare a dormire con la mente piena di dubbi e ragionamenti vari.

Un altro accorgimento importante riguarda l'uso di caffè, tè e sostanze alcoliche, in quanto anche questi elementi sono capaci di stimolare eccessivamente il cervello, andando a discapito del tuo riposo.

Bere fino a 3 caffè al giorno non desta particolari preoccupazioni, ma eccedere con l'assunzione oppure berlo di sera, in prossimità di andare a dormire, fa sì che tu ti addormenta con maggiore difficoltà.

3. Evitare i riposini pomeridiani.

Se durante il giorno ti concedi una profonda dormita, non devi stupirti se poi la sera ritardi a prendere sonno oppure hai un sonno molto leggero.

Il momento della giornata predisposto al sonno è la notte.

Al massimo, dopo pranzo puoi far riposare gli occhi e rilassarti, ma per non più di 20 minuti, altrimenti può capitare che si ceda al sonno profondo.

4. Dieta sana ed equilibrata.

Anche la digestione può influire negativamente o positivamente sulla qualità del tuo sonno; occorre infatti evitare pasti abbondanti, ma non solo...

Gli alimenti ricchi di zuccheri e pietanze troppo elaborate causano una maggiore sonnolenza, ma la qualità del sonno è molto più bassa, dati i tempi più lunghi che impiega lo stomaco a digerire il tutto.

Particolare attenzione soprattutto sulla cena: ti consiglio l'assunzione di pasti leggeri ed evita di andare a dormire subito dopo aver mangiato.

Meglio se, dopo cenato, tu faccia una bella passeggiata rilassante in giardino.

5. Bagno caldo.

Un altro modo per conciliare il sonno è quello di dedicarti al relax e fare un bagno caldo.

Infatti, è dimostrato che l'innalzamento e l'abbassamento della temperatura corporea favorisca il riposo.

Ciò detto vale solo per il bagno e non anche per la doccia, che può provocare l'effetto inverso.

6. Liberare la mente.

Un modo per rilassarsi e allontanare le tensioni è scegliere le soluzioni più adatte per liberare la tua mente dai diversi pensieri.

Magari puoi scrivere un diario, tecnica questa che aiuta ad allontanare diversi malesseri e ansie, determinando un rafforzamento della fiducia in se stessi e un miglioramento della propria autostima.

Ancora, per evitare di pensare troppo agli impegni che dovrai affrontare il giorno successivo, ti consiglio di appuntare su un'agenda o su un taccuino i vari appuntamenti e fissarti delle coordinate da seguire.

Affidare ad un foglio scritto la programmazione della tua giornata ti aiuterà a dirigere la tua attenzione verso altre attività meno impegnative.

7. La camera da letto.

Molte persone, specialmente gli studenti fuori sede, utilizzano la propria camera da letto come una vera e propria abitazione, nel senso che in essa avvengono gran parte delle attività svolte durante il giorno.

Studiare o lavorare nello stesso luogo adibito al riposo può comportare delle difficoltà nel prendere sonno, in quanto il cervello associa questo luogo non solo al dover dormire, ma anche a quel determinato esame da preparare o a quel lavoro da svolgere.

In ragione di ciò, prova a giocare su questo condizionamento psicologico: evitando di fare altro, il cervello assocerà la camera da letto solo e soltanto come un luogo per riposare.

La camera da letto dovrà essere usata solo per dormire e per la tua intimità con il partner.

Il resto verrà da sé.

8. Ricreare l'ambiente giusto per dormire.

Dormire bene vuol dire dormire in un ambiente che favorisca ciò e non lo disturbi.

L'ambiente giusto per dormire deve essere <u>fresco e asciutto</u>: la temperatura deve aggirarsi intorno ai 20 gradi, sia in inverno che in estate, e in caso di umidità, qualora si possegga un condizionatore, impostalo nella funzione di deumidificatore.

Inoltre, l'ambiente giusto è <u>buio</u>: nel momento in cui vai a dormire evita qualsiasi fonte di luce.

La luce, soprattutto quella blu, stimola eccessivamente il nervo ottico e non fa bene alle attività di rilassamento.

Guardare la TV nel letto non solo ti espone ad una fonte luminosa, ma ti impedisce anche di dare sollievo alla mente perché, si sa, il cervello nel corso della notte elabora i dati e le cose che sono state percepite subito prima di addormentarsi.

Stesso discorso vale per computer, smartphone, tablet, console e altri dispositivi elettronici.

L'ambiente giusto poi è anche silenzioso: evita qualsiasi fonte di rumore che non farà altro che distrarti e tenerti sveglio.

Al massimo, puoi ascoltare della musica leggera e rilassante o comunque dei suoni che conciliano il sonno, ma in ogni caso il silenzio sarebbe preferibile.

9. Materasso e cuscini.

Se il mattino ti svegli stanco e dolorante, può essere che la causa del dormire male sia proprio il tuo materasso o il tuo cuscino.

Scegli un buon materasso, che sia abbastanza duro da dare sostegno alla schiena, ma non scomodo.

Il cuscino non deve essere né troppo alto e né troppo basso e in caso di problemi alla schiena, evita i cuscini alti e troppo morbidi.

10. Sveglia alla stessa ora.

Avere orari sballati e diversi contribuisce a provocare i disturbi del sonno o comunque non facilita il tuo addormentarti; è necessario che tu dia maggiore regolarità e stabilità alla tua vita iniziando dall'impostare la sveglia sempre allo stesso orario, anche nei fine settimana.

Il tuo organismo ne beneficerà sicuramente.

La spiegazione di questo sta nel fatto che ogni individuo ha un proprio orologio biologico con un ciclo di 24 ore; in questo ciclo è predisposto un lasso di tempo preciso ed ottimale da dedicare al sonno.

Svegliarsi ogni giorno o comunque frequentemente ad orari diversi non si fa altro che scombussolare tale equilibrio.

Infatti non deve sorprenderti che dopo il weekend, in cui ci si concede un po' più di relax, il lunedì mattina tu ti senta più stanco e con poca voglia di iniziare la giornata.

11. Comodità.

Non è banale dire che l'abbigliamento per andare a dormire deve essere comodo e traspirante.

A volte capita che anche durante il giorno si stia in casa con il pigiama oppure, nella situazione inversa, si vada a dormire con la tuta o con gli abiti che si usano per fare altro.

Non c'è niente di più sbagliato.

Il pigiama o una determinata tuta devono essere utilizzati solo per andare a dormire, in quanto, indossare il pigiama anche durante il giorno, fa sì che esso venga esposto a batteri e polveri varie e nel momento di andare a letto questi elementi saranno con noi per tutta la notte, con il rischio anche di sviluppare allergie di ogni genere.

Frequente è quella alla polvere appunto.

Per quanto attiene le coperte, è necessario che esse siano calde, ma leggere allo stesso tempo per evitare sudorazioni eccessive e renderti più fastidioso stare a letto.

12. Tisane.

Se in precedenza ti ho consigliato di limitare alcune sostanze, ora ti dico di stimolare il sonno con l'assunzione di altre sostanze che provocano un effetto rilassante e depurativo.

I rimedi della nonna si rivelano sempre molto efficaci e ci vengono in aiuto anche per le difficoltà legate al sonno.

Prima di andare a dormire, puoi preparare una buona tisana.

Diverse sono le piante che favoriscono il sonno, quali ad esempio la classica *camomilla*, la *melissa* e la *valeriana*.

Puoi addolcire la tisana con del miele o dello zucchero, meglio ancora se di canna, e assumerla tiepida e a piccoli sorsi.

Altre piante utili in questo senso sono il *biancospino*, utilizzato anche per dare sollievo agli stati ansiosi, e la *passiflora*, la quale permette di superare stati di nervosismo, stress e irritabilità.

13. Rilassare la mandibola.

Può sembrare una cosa sciocca ma, per contrastare la forza di gravità e tenere la bocca chiusa, anche senza accorgertene mantieni la mandibola costantemente in tensione.

Prova a rilassare questa parte e a stare con la bocca leggermente aperta, sia durante il giorno per pochi minuti che la sera quando stai a letto.

Questo ti aiuterà anche ad alleviare il mal di testa.

14. Dormire solo se si ha sonno.

Indipendentemente dalle ore ideali di sonno per ciascuno di noi, evita di andare a dormire solo perché devi farlo, ma vai a sdraiarti a letto solo nel momento in cui ti senti veramente stanco e inizi ad avere sonno.

Appena sarai avvolto dalle calde coperte e avrai assunto la posizione giusta, non passerà molto tempo prima di cadere nelle braccia di Morfeo.

Attenzione però: la sveglia non deve essere modificata dal momento in cui vai a dormire; svegliati comunque e sempre allo stesso orario.

15. Posizione.

Non è solo la cattiva qualità del materasso a disturbarti il sonno, ma anche la posizione che assumi su di esso ti crea le stesse difficoltà.

A letto, ricorda di assumere una posizione corretta e che dia il giusto sostegno alla schiena, mantenendola dritta; usare cuscini troppo alti o bassi fa sì che il collo sia in una posizione scomoda e questo potrà provocarti anche problemi di cervicale e mal di testa quando ti svegli.

Inoltre, evita di dormire a pancia in giù, in quanto anche in questa posizione il collo sarebbe sottoposto a ulteriori sforzi.

L'ideale sarebbe dormire in posizione supina o di lato; in quest'ultimo caso, metti un cuscino tra le ginocchia in modo da assumere una postura più naturale.

16. Non agitarti se non dormi.

Può capitare che quando vai a letto il sonno non sopraggiunga immediatamente.

In questo caso segui la regola dei 15 minuti; è inutile agitarti se non riesci a prendere subito sonno, perché in questo modo vai ad aumentare lo stress e il nervosismo producendo un effetto contrario.

Piuttosto, cerca di stare tranquillo e calmo per circa 10 – 15 minuti, se dopo questo tempo ancora sei sveglio, fai altro.

Mantenendo la luce soffusa e non troppo diretta puoi alzarti e andare in cucina a bere un bicchiere d'acqua, puoi leggere una rivista o un libro, puoi scrivere quelli che sono i tuoi pensieri in quel momento e altro ancora.

L'importante è fare qualcosa di noioso e tranquillo; vedrai che dopo esserti stancato e annoiato abbastanza avrai solo voglia di fare una bella dormita.

17. No alle discussioni prima di andare a dormire.

Per stare bene in realtà non si dovrebbe mai avere litigi, specialmente con le persone che amiamo; occorre maggiormente evitare di affrontare discussioni intense in prossimità di andare a dormire, in quanto questo provoca in te uno stato di notevole agitazione, di stress emotivo e ti mantiene più vigile del normale.

Per cui, discutere nelle 2 ore prima di dormire tarderà la sopraggiunta del sonno e anche se riesci ad addormentarti non avrai mai un sonno ristoratore, bensì ti sveglierai pensando ancora alla discussione della sera prima e con maggiore confusione e stanchezza.

Mi verrebbe da dire, fate l'amore e non fate la guerra (prima di dormire)!

18. Assumi melatonina.

La *melatonina* è una sostanza prodotta da una ghiandola che si trova alla base del cervello, precisamente la ghiandola pineale; assumerla con regolarità aiuta a rilassarti facilmente e induce la sonnolenza.

Ragion per cui, assumi gli alimenti che la contengono verso la sera e, meglio ancora, se prima di andare a dormire.

La *melatonina* si trova nelle ciliegie, nel riso, nei pomodori, nell'avena, nell'orzo e ancora nelle arance.

19. Fai esercitare la tua respirazione e le dita dei piedi.

Per stimolare l'attività di rilassamento, prima di dormire concediti un momento per esercitarti con le dita dei tuoi piedi.

Infatti, quando li arricci oppure quando li contrai verso l'alto e poi verso il basso, non fai altro che rilassare i tuoi nervi e dare sollievo anche alle caviglie.

Fai questo esercizio ogni sera per 10 volte.

Anche gli esercizi di respirazione contribuiscono a mantenerti calmo e ad abbandonarti al sonno; non a caso si consigliano esercizi come la respirazione addominale e la respirazione controllata, utili per ossigenare il cervello e allontanare le ansie che ti affliggono.

20. La luce del sole.

Al mattino, dopo esserti alzato dal letto, ti consiglio di dirigerti verso la finestra e stare qualche minuto alla luce del sole.

Questo permette alla tua mente e al tuo organismo di comprendere che è giunto il momento di svegliarti e di utilizzare le energie recuperate con il sonno.

Il corpo umano è una macchina perfetta e infatti, in modo automatico direi, ti farà avere di nuovo sonno dopo circa 14 o 16 ore.

Concludendo...

In <u>conclusione</u>, da quello che puoi notare, sono numerosi e diversi i rimedi e i consigli che puoi seguire per assicurarti un riposo veloce ed ottimale.

<u>Il sonno fa bene</u> a tutti gli individui sia dal punto di vista fisico che mentale e un buon equilibrio tra sonno e veglia non può far altro che apportare dei notevoli benefici alla qualità della tua vita.

La mancanza di un adeguato riposo enfatizza ed ingigantisce quelli che sono i problemi reali della vita, impedendoti di affrontarli con occhio obiettivo e razionale.

Capita troppo frequentemente di arrabbiarci per nulla oppure imbatterci in persone poco cortesi e stressatissime; gli impegni della vita esistono e sono innegabili, il ritmo che questa società ci impone è eccessivo e rivolto a creare dei piccoli soldatini che devono eseguire velocemente ed efficientemente i diversi compiti.

In questo scenario, soventemente ci dimentichiamo che siamo degli esseri umani e come tali abbiamo dei limiti e delle esigenze di cui tener conto, dimenticandoci soprattutto dell'importanza della nostra salute.

Il tuo benessere trova origine inevitabilmente da un corretto stile di vita e in esso non può mancare l'aspetto del riposo.

Essere riposati vuol dire essere in energia ed essere carichi vuol dire avere maggiore produttività a lavoro e a scuola; se basta così poco, allora perché non dormire?

Data l'importanza del dormire bene, al riguardo occorre sottolineare che la *World Association Sleep Medicine* ha istituito la Giornata Mondiale del Sonno che si tiene ogni 15 marzo.

La ragione per la quale è stata organizzata tale ricorrenza sta nel nobile intento di ingenerare nelle persone la consapevolezza di dormire sufficientemente per poter stare bene, evitando di sacrificare il sonno per svolgere altre attività poco importanti e ulteriormente negative per la nostra salute.

Addormentarsi in poco tempo e avere un buon sonno è la chiave per poter godere di tanta energia ogni giorno e apparire agli occhi degli altri più belli e rilassati, con tutti gli aspetti positivi che questo ti comporta.

Conclusione

Non lasciare che queste siano le solite parole lasciate al vento... **prendi in mano la tua vita e agisci!**

Dedica 5 minuti a pianificare i tuoi nuovi "gesti quotidiani".

Sogna!
Progetta e torna a sognare!
Ama quello che fai e credi in quello che fai!

Sostituisci le cattive abitudini con abitudini sane e coscienzose.

Misura ogni miglioramento, segna ogni progresso, registra ogni piccolo successo!

Qualunque sia il tuo viaggio, sappi che dormire bene ti aiuterà a realizzarlo!

Ricorda: *ogni volta che dormirai bene, avrai iniziato la giornata col piede giusto!* :-)

Lo **scrittore e critico letterario Pietro Citati** parlava
così del sonno:

*Malgrado tante scoperte della psicologia, non
apprezziamo abbastanza il sonno: lo giudichiamo
soltanto come un'indispensabile condizione di passaggio,
dalla quale dobbiamo risvegliarci. Non comprendiamo
quei mari di freschezza, quelle discese nella vita
vegetale, quella passeggiata rassicurante nell'oscuro che
ci avvolge e ci protegge; né il riemergere, con gli occhi e
la pelle distesi. Solo Shakespeare, Goethe, Proust e il
gatto hanno capito cosa sia il sonno. Il gatto sa trarne
una ricchezza di piaceri e di forze che noi ignoriamo e
raccomando agli insonni di osservarlo con attenzione.*

E ADESSO???

Ora hai a disposizione tutto ciò che ti serve per un sonno sereno e ristoratore.

Ma prima di terminare questo ebook, ho bisogno di dirti ancora una cosa: non lasciare che quelle che hai letto siano solo parole, trasformale in **azioni**!

Il mio compito non è tanto quello di informarti, quanto quello di **spingerti ad agire, a migliorare la tua vita, a farti crescere un passo per volta fino a raggiungere un livello che ti soddisfi pienamente**.

Dormire non è un diritto, è un dovere.

Meriti di dormire.

Meriti di dormire bene e di svegliarti riposato.

Rileggi le 37 abitudini che hai appena appreso e ricopiale su carta (o annotale sulla app Evernote).

A partire da oggi ne applicherai una al giorno per 37 giorni ed entro un paio di mesi sono certo che il tuo sonno sarà profondo e riposante…

Buona notte! ^__^

ME LO FAI UN FAVORE? ^__^

Questo EBOOK ti è piaciuto?

Lasciami una recensione!

Per me è di vitale importanza che tu lo faccia, grazie in anticipo...

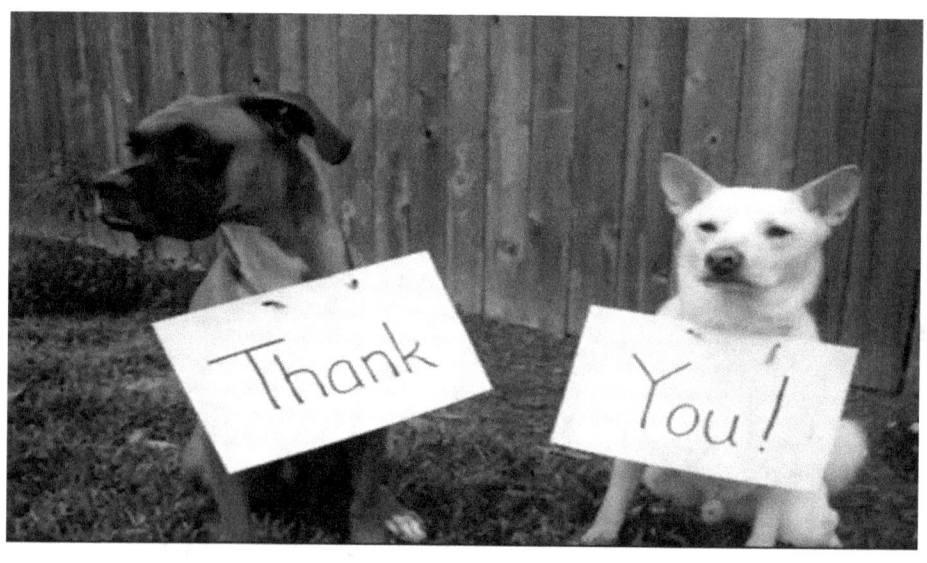

Vuoi leggere altri libri come questo GRATIS?

Iscriviti alla mia newsletter: bit.ly/miglioralatuavita

Saprai per primo se ci sono **promozioni** (spesso gratuite!) dei miei libri bestseller e nuove uscite!

Grazie e...a rileggermi! :-)